AF467467

2

MÉMOIRE

SUR

L'ANALYSE ET LES PROPRIÉTÉS

DE

L'EAU MINÉRALE

DE SAINT-GERMAIN-EN-LAYE;

LU à la Société Royale de Médecine, par M. CHAPPON, Docteur en Médecine :

SUIVI du Rapport de MM. les Commissaires, & des Délibérations pour la taxe de cette Eau minérale, extraits des Registres de la Société Royale de Médecine.

2.)

MÉMOIRE

Sur l'analyse & les propriétés de l'Eau minérale de Saint-Germain-en-Laye.

On a toujours compté les sources d'Eaux minérales au nombre des bienfaits de la Nature; & l'Antiquité, instruite des avantages qu'elles procurent à l'homme, en avait fait le séjour de Divinités tutélaires. Sans avoir recours aux fictions de la poésie, il est généralement reconnu que le voisinage de ces sources est un avantage précieux pour les contrées où elles sont situées.

Déjà la Capitale jouit de cet avantage. Les Eaux minérales de Paſſy, & celles de Montmorency, tiennent lieu d'eaux vitrioliques & ſulphureuſes, qui, ſituées à une grande diſtance, éprouvent ſouvent, ou au moins peuvent éprouver des altérations par le tranſport.

Si celles que nous venons de citer n'ont point encore réuni autant de ſuffrages que celles qui ſourdent loin de la Capitale, il n'eſt pas permis de douter que le tems n'en faſſe, tôt ou tard, apprécier la juſte valeur. On peut donc eſpérer qu'une Eau minérale, différente des précédentes, & ſituée, comme elles, à quelques lieues de Paris, ſera regardée comme un nouveau bienfait, dont on connaîtra d'autant mieux le prix, qu'on aura fixé plus particulierement l'attention du Public ſur ſes propriétés.

Tel eſt le motif qui nous a engagés à préſenter à la SOCIÉTÉ les recherches que nous avons faites ſur l'Eau minérale de Saint-Germain. Occupée, depuis son établissement, de ce genre de travail, cette Compagnie savante a excité, sur cet objet, une émulation qui ne peut que tourner au profit de l'Art, & nous avons espéré qu'elle recevrait avec bonté cet essai que nous soumettons à ses lumières.

L'Eau minérale de Saint-Germain est, à ce qu'il paraît, connue depuis long-tems par les Habitans de cette Ville & des environs. La beauté du lieu, & la pureté de l'air qu'on y respire, ont mérité, comme on sait, à cette Ville d'être pendant nombre d'années la demeure de nos Rois. Une ancienne tradition porte à croire que cette Eau a eu autrefois une réputation, qui, peut-être, ne s'est affaiblie que depuis que Saint-Germain a cessé d'être leur séjour.

Des Médecins des environs en ont prescrit l'usage à leurs malades : mais en général il en est de cette Eau comme de beaucoup d'autres. Le Peuple instruit par l'expérience, en fait usage sans l'avis des Gens de l'Art. C'eſt donc de lui que les Médecins doivent apprendre ce qu'ils peuvent eſpérer de ſes vertus. Nous avons donc cru qu'il ſerait utile de s'en occuper.

Pluſieurs voyages faits à la ſource, l'examen des lieux, une analyſe exacte, les renſeignemens que nous nous ſommes procurés, nous ont mis dans le cas de faire connaître la nature & les propriétés de cette Eau. C'eſt cet enſemble que nous offrons dans ce Mémoire.

Il ſera diviſé en quatre Articles. Dans le premier, nous expoſerons la ſituation de la ſource, & nous décrirons les propriétés phyſiques de l'Eau de Saint-Germain.

Le ſecond contiendra les expériences que nous avons faites à la ſource, avec les réactifs.

Dans le troiſieme Article, nous nous occuperons de ſon évaporation & de l'examen du réſidu.

Enfin, le quatriéme ſera deſtiné à la

comparaiſon de cette Eau avec celles qui ſont célèbres par leurs vertus, & nous y préſenterons ce que la connaiſſance de ſes principes & les faits que nous avons pu recueillir, apprennent ſur leurs propriétés médicinales.

ARTICLE PREMIER.

Situation de la Source. Propriétés physiques de l'Eau.

LA ſource de l'Eau minérale de Saint-Germain, eſt ſituée hors de la Ville, ſur un côteau expoſé au Levant & connu ſous le nom des *Terraſſes*. Le terrein qui la renferme, eſt un enclos de pluſieurs arpens, dont le haut eſt planté de vignes, qui réuſſiſſent aſſez bien, & le bas, qui va en pente vers la rivière, eſt un verger bien cultivé, qui produit de très-bons fruits.

La ſource ſort de la terre à mi-côte; elle eſt éloignée d'environ 400 pieds des murs de la terraſſe du Château neuf, & de 600 pieds de la Seine, qui coule au bas du côteau. L'eau paraît provenir des carrieres ſituées ſous les terraſſes ; elle ſourd, autant que nous avons pu en juger, par un filet d'à peu près trois ou quatre lignes. Son élévation au-deſſus du lit de la rivière nous a paru être de 130 pieds : elle eſt reçue dans une eſpèce de baſſin creuſé ſous une grotte de cailloutages que l'art n'a point encore embellie. Le trop plein de ce réſervoir coule par un tuyau qui porte l'eau dans un ſecond baſſin ſitué à quelques pieds de la ſource, & s'échappe en jet par d'autres canaux placés plus bas, qui forment des eſpèces de caſcades naturelles dans l'enclos. Le réſervoir le plus bas laiſſe écouler l'eau, qui arroſe, par infiltration, les terres les plus voiſines de la rivière.

Cette ſource ne tarit jamais, ſon eau ne ſe géle point, elle n'éprouve pas plus d'altération pendant les ſécheresſes, que pendant les pluies & les débordemens de la rivière.

Tous les baſſins où cette eau eſt reçue, & les canaux par leſquels elle coule, ſont enduits d'une ochre de fer jaunâtre. En bouchant, pendant quelque tems, l'extrémité du tuyau qui forme le jet d'eau décrit ci-deſſus, l'eau arrêtée dans ſon cours, & portant ſon effort ſur les parois de ce tuyau, en détache des flocons de chaux de fer, qu'elle entraîne enſuite avec elle, lorſqu'on lui rend ſon mouvement. La terre qui fait le fond du premier réſervoir, eſt rougeâtre, & prend une couleur noire foncée lorſqu'on la mêle avec la noix de galle en poudre.

La température de cette eau paraît être plus froide que celle de l'atmoſphère, lorſque celle-ci eſt au-deſſus de dix degrés.

Le 2 du mois de Décembre 1786, à midi, le ſoleil étant bien découvert, le Thermometre marquait neuf degrés dans l'atmoſphère. Plongé pendant une heure dans la Seine, il a donné huit degrés. Tenu pendant le même eſpace de tems dans l'Eau minérale du premier réſervoir, il s'eſt élevé à dix degrés. Cette expérience, d'accord avec la nature de l'eau, qui ſera déterminée plus bas, nous prouve que cette eau jouit conſtamment de la température indiquée.

L'Eau de Saint-Germain, puiſée à la ſource même, eſt très-claire & très-tranſparente. Elle a une ſaveur ſenſiblement martiale & légèrement acidule, mais ſans préſenter la ſtipticité, ni le piquant des eaux vitrioliques & gazeuſes pures. Lorſqu'on la mêle avec du vin, ſa ſaveur aigrelette devient plus ſenſible. Les habitans de Saint-Germain connaiſſent bien cette propriété.

Expoſée à l'air, cette eau ne ſe trouble qu'au bout de quelques heures, & d'autant plus vîte que l'atmoſphère eſt plus chaude. Elle dépoſe une terre martiale en flocons jaunâtres qui reſtent long-tems ſuſpendus. Le même phénomene a lieu lorſqu'on la chauffe, & nous verrons plus bas qu'il s'en dégage en même-tems une quantité conſidérable de petites bulles. C'eſt donc au dégagement de ce fluide élaſtique, par le contact & la chaleur de l'atmoſphère, qu'eſt dûe la précipitation du fer. Mais comme ce gaz n'y eſt pas très-abondant, l'Eau de Saint-Germain ne ſe trouble point à l'air auſſi promptement que pluſieurs eaux de la même nature, & une expérience réitérée, nous a convaincu qu'enfermée dans des bouteilles bien bouchées & tranſportée à Paris, elle peut ſe conſerver long-tems, & ſans altération, dans un endroit frais.

Une veſſie mouillée, liée à l'orifice d'une bouteille remplie de cette eau, ne ſe dilate que peu par l'agitation. La même expérience faite avec un matras tenu quelque tems plongé dans l'eau bouillante, ne donne pas lieu au dégagement d'une quantité conſidérable de fluide élaſtique : Les Chymiſtes ſavent aujourd'hui que cette expérience ne mérite pas une grande confiance.

L'examen des terres des environs, recommandé par les Naturaliſtes, pour acquérir des connaiſſances ſur la nature des principes minéraliſateurs des eaux, ne répand pas beaucoup de lumières ſur celle de Saint-Germain. Quelques terreins préſentent, à la vérité, des matières ferrugineuſes, & l'on ſait qu'on n'eſt jamais embarraſſé pour trouver l'origine de ce métal dans les eaux. Cet examen ſerait même plutôt capable d'induire en erreur ſur la minéraliſation de l'eau que nous examinons, puiſque la ſélénite ou vitriol calcaire qui eſt ſi abondant dans les carrières de tous les environs de cette Ville, & dont les Naturaliſtes recueillent des échantillons d'une forme particulière, ne ſe trouvent point du tout dans cette eau ; obſervation remarquable ſur laquelle nous reviendrons à la fin de ce Mémoire.

Le ſite de cette eau, le voiſinage de la rivière, la beauté du côteau qui la borde, la fertilité du terrein, l'emplacement de l'enclos au dehors de la Ville & aux pieds du Château neuf, ſe prêteraient à tous les embelliſſemens que l'Art voudrait ajouter à la Nature.

Mais cet avantage, que beaucoup d'eaux, d'ailleurs très-recommandables, n'offrent point, ne peut que favoriſer les effets utiles qu'elle paraît capable dep roduire, & entretenir dans les malades ce calme, cette gaîté qui contribue tant à rétablir les forces épuiſees, & à accélérer les convaleſcences.

Nous ajouterons, à ces obſervations ſur les propriétés phyſiques de l'Eau de Saint-Germain, que le terrein de la partie baſſe de l'enclos qui en renferme la ſource & qui eſt arroſé par la filtration continuelle de cette eau, paraît en recevoir une fertilité remarquable.

Ce terrein eſt deſtiné à la culture des légumes, une partie eſt ſemée de luzerne; on y trouve auſſi des arbres fruitiers.

Les Phyſiciens modernes ont démontré qu'une eau, qui tient de l'acide crayeux ou air fixe, en diſſolution, contribue ſingulierement à la végétation. On penſe que c'eſt à la décompoſition de cet acide & par l'abſorption de ſa baſe acidifiable que cet effet a lieu (1).

On ſait auſſi, d'après les expériences de MM. Ingenhouze & Sennebier, qu'à meſure que de l'eau chargée de cet acide agit ſur les végétaux, dont elle favoriſe l'accroiſſement, il ſe dégage par le contact ſimultané des rayons du ſoleil, une quantité plus grande d'air vital, que de l'eau ſeule dans laquelle les mêmes végétaux ſont plongés. Il y a donc dans l'action de cette eau ſur

---

(1) Voyez le Diſcours préliminaire des Elémens de Chymie, de M. de Fourcroy, ſeconde Edition, pag. 49 & 83.

ses végétaux, deux phénomémes d'une égale utilité, l'un est l'addition de l'air pur dans l'atmosphère, & l'autre la rapidité de la végétation & la qualité que les plantes acquièrent par son contact.

Mais ces détails, quoiqu'ils ne soient pas sans utilité pour l'objet que nous avons à traiter, pouvant en être regardés comme de simples accessoires, hâtons-nous de passer à l'examen de l'action des réactifs, qui appartient plus immédiatement, & qui touche de plus près au but de notre travail.

ARTICLE II.

Examen de l'Eau de Saint-Germain, par les Réactifs.

C'EST à la ſource même que les expériences relatives à l'action des réactifs, ont été faites.

M. de Fourcroy a bien voulu nous y accompagner, & coopérer à ces recherches, ainſi qu'à l'évaporation & à l'analyſe du réſidu, qui ont été faites dans ſon Laboratoire. Voici les phénomenes qu'elles nous a préſentés.

1.° Elle a verdi très-faiblement le ſyrop de violettes, & rougi, d'une manière ſenſible, la teinture de tourneſol. La couleur bleu de cette dernière, a reparu quelque tems après.

2.° La noix de galle en poudre lui a donné ſur le champ une teinte rougeâtre qui, deux heures après, imitait celle du vin.

3.°

3.° Les alkalis pruſſiens & l'eau de chaux ſaturée de la même partie colorante, n'ont point donné de bleu ſenſible en deux heures ; mais en conſervant ce mêlange, après vingt-quatre heures, on y voyait une nuance jaune verdâtre qui annonçait la précipitation d'un peu de bleu de Pruſſe.

4.° L'alkali volatil pur, l'alkali fixe cauſtique, & l'alkali volatil concret diſſous dans l'eau, n'y ont produit que des précipités peu abondans en flocons qui ont reſté long-téms ſuſpendus dans la liqueur.

5.° Les alkalis fixes ordinaires, ou ſaturés d'acide crayeux, n'ont pas donné des précipités plus abondans, ce qui prouve que l'Eau de Saint-Germain ne contient que peu de ſels calcaires.

6.° L'eau de chaux eſt celui de tous les réactifs alkalins qui a formé le précipité le plus abondant. Cette expérience ayant été faite ſur douze livres d'eau, on eut quatre-vingt-douze grains de précipité dans lequel on trouva près d'un gros de craye, quatorze grains de magnésie, & six ou sept grains de chaux de fer. Comme la saveur de l'eau & les bulles qu'elle donne très-promptement sous la machine pneumatique, ainsi que dès la première impression de la chaleur, annonçaient dans cette eau la présence d'une certaine quantité d'acide crayeux, la dose de craye trouvée dans le précipité, appartient, en plus grande partie, à l'eau de chaux qui a absorbé cet acide, qu'à celle qui est immédiatement dissoute dans cette eau. Mais l'action de ce réactif indique que l'Eau de Saint-Germain contient des sels magnésiens, & que la chaux de fer y est dissoute par l'acide crayeux.

7.° L'acide du sucre forme dans l'Eau de Saint-Germain un précipité sensible, mais qui reste long-tems suspendu, & qui n'est que peu abondant.

8.° Il en est de même du sel marin de

terre peſante; ou muriate barotique, qui y indique la préſence de l'acide vitriolique par le précipité qu'il y occaſionne.

9.° Le nitre mercuriel y forme un précipité jaune de turbith qui y annonce, comme le réactif precédent, la préſence de l'acide vitriolique.

10.° Le nitre lunaire a donné un précipité blanc qui a pris promptement une couleur violette. On ſait aujourd'hui que cet effet eſt ſouvent produit par le fer contenu dans les eaux.

Dans les deux eſſais par ces diſſolutions métalliques on remarquait à la ſurface de l'eau, un peu de mercure réduit dans le premier, & quelques lamelles d'argent également réduit dans le ſecond.

L'action combinée de ces divers réactifs démontrait donc que l'Eau de Saint-Germain contenait;

1.° Un acide libre qui avait porté ſon action ſur la teinture de tourneſol. Cet acide ne peut être que de l'air fixe ou acide crayeux.

2.° Des matières ſuſceptibles d'altérer & de changer en vert le bleu des violettes. On ſait que la craie, la magnéſie & le fer produiſent cet effet.

3.° De la craye démontrée par l'acide du ſucre, qui, comme on ſait, l'enlève à la plupart des autres acides.

4.° De la magnéſie prouvée par l'action de l'eau de chaux & de tous les réactifs alkalins. Cette terre y était même indiquée en plus grande quantité que la terre calcaire.

5.° De l'acide vitriolique reconnaiſſable par ſa précipitation en ſpath peſant, & par celle que le nitre de mercure a occaſionnée dans l'eau.

6.° Du fer dont la préſence eſt aſſurée non-ſeulement par la ſaveur, l'ochre qui enduit les baſſins, le dépôt rougeâtre que forme l eau expoſée à l'air, mais encore par la couleur que lui donne la noix de galle. Obſervons que ce métal ne forme que très-difficilement du bleu de Pruſſe avec les matières alkalines ſaturées de la partie colorante de ce bleu.

Quant à la manière dont ces différens principes minéraliſateurs de l'eau de Saint-Germain y ſont réciproquement unis, on peut déjà conjecturer par ce qui en a été expoſé juſqu'ici ;

1.° Que la craye, une partie de la magnéſie & le fer, y ſont diſſous par l'acide crayeux, puiſque l'expoſition de cette eau à l'air en opère en partie la précipitation, ſur-tout celle du fer.

2.° Que l'acide vitriolique n'y eſt point uni à la chaux, puiſque les alkalis n'y forment que des précipités très-pe abondans, tandis que l'eau de chaux e en ſéparant beaucoup plus de craie qu les alkalis, annonce que cette terre y e diſſoute par l'acide crayeux.

3.° Que la magnéſie paraît être com binée avec l'acide vitriolique.

Toutes ces aſſertions ne peuvent êtr

démontrées, & la quantité de ces principes ne peut être fixée que par l'évaporation de l'Eau de Saint-Germain, & nous allons exposer ce qu'elle nous a présenté.

ARTICLE III.

Evaporation de l'Eau de Saint-Germain, & examen de son résidu.

L'EAU de Saint-Germain, transportée à Paris dans des bouteilles de grès, & conservée pendant quinze jours, était un peu trouble & jaunâtre. Elle avait encore une saveur fraîche & légèrement piquante; sa pesanteur n'excédait pas sensiblement celle de l'eau pure; exposée à l'air, elle a déposé des flocons jaunes bruns, & a repris de la transparence.

Trente livres de cette eau, un peu troublée par son exposition à l'air, ayant été mises en évaporation dans une capsule de verre au bain de sable, il s'en est dégagé beaucoup de bulles avant la véritable ébullition ; & il s'en eft féparé en même tems des flocons bruns. Concentrée jufqu'à deux ou trois onces, on la filtra pour en féparer le dépôt formé pendant l'évaporation. Celui ci pefait après la deffication foixante feize grains. Cette liqueur fut mife dans une capfule de verre plate, & expofée à l'air pour la laiffer évaporer fpontanément. Au bout de 15 jours, on y obferva quelques cryftaux en prifmes quadrangulaires dont les faces étaient liffes, & dont une des extrémités offrait une pyramide également quadrangulaire. Ce fel féparé de la liqueur furnageante & deffeché à l'air, pefait foixante grains. L'eau remife à évaporer à l'air donna en quelques jours de nouveaux cryftaux plus petits & plus confus que les premiers, mais préfentant la même forme à la loupe. Cette nouvelle levée de cryftaux pefait douze grains. L'eau-mère expofée à l'air pour la troifième fois ne donna plus de cryſtaux, même en pluſieurs ſemaines, & conſerva ſa fluidité. La ſaveur de cette eau mère était très-âcre; on l'a fait évaporer à ſiccité; ſur la fin de cette évaporation, il s'eſt dégagé des vapeurs ſenſibles d'acide muriatique. Le réſidu était jaunâtre & peſait trois grains.

Examinons actuellement chacun de ces produits en particulier, le dépôt formé pendant l'évaporation, le ſel cryſtalliſé par l'expoſition à l'air, & celui qui a été obtenu de l'eau mère évaporée juſqu'à ſiccité.

§. I. *Dépôt formé pendant l'évaporation.*

Le dépôt peſant ſoixante-ſeize grains après ſon exſiccation, était gris-jaunâ tre. On l'a humecté avec un peu d'ea & expoſé à l'air, afin d'en calciner l fer & de le rendre moins diſſoluble dan l'acide du vinaigre qu'on ſe propoſai d'employer pour en ſéparer la ſubſtanc terreuſe. Lorſqu'il a été bien rouillé après 15 jours d'expoſition à l'air, o l'a traité avec quatre onces de vinaigre diſtillé, qui a diſſous la terre avec une vive effervefcence, ſans agir ſur l'ochre martiale qui lui était mêlee. La diſſolution acéteuſe précipitée par ſix onces d'eau de chaux, a donnée des flocons de magnéſie cauſtique, dont le poids était de cinq grains après la deſſication. La potaſſe verſée dans la même diſſolution après l'eau de chaux, en a précipité trente-ſix grains de craye. Les cinq grains de magnéſie pure, obtenue dans cette analyſe, répondent à près de dix grains de magnéſie ordinaire ou unie à l'acide crayeux, comme elle l'eſt dans l'eau de Saint-Germain. Sur les trente-ſix grains de craye précipitée par la potaſſe effervefcente, il faut en défalquer ſix grains qui appartiennent aux ſix onces d'eau de chaux employée pour ſéparer la magnéſie. Il y en avait donc trente grains dans le dépôt.

Après cette ſéparation des terres par l'acide acéteux, la portion non diſſoute par cet acide avait une couleur plus jaune. On l'a fait bouillir avec douze onces d'eau distillée, on a filtré cette liqueur, & on l'a essayée par l'acide du sucre & par le muriate barotique qui n'y ont produit aucune précipitation : l'eau n'a donc rien enlevé à ce résidu qui ne contenait point du tout de vitriol calcaire ou de sélénite. Après l'action de ce fluide, le reste du dépôt desséché pesait dix grains, il avait la même couleur qu'avant l'ébullition de l'eau. C'était de la craye de fer, ou l'espèce d'ochre martiale combiné avec l'acide crayeux que l'on trouve communément dans les eaux ferrugineuses simples & non vitrioliques. L'acide muriatique l'a complettement dissoute, & on l'a précipité en bleu de Prusse par le prussite calcaire ou l'eau de chaux prussienne.

Il résulte de ces expériences, que les soixante-seize grains du dépôt formé pendant l'évaporation de trente livres d'eau de Saint-Germain, contenaient trente grains de craye ordinaire, dix grains de craye de magnésie ou magnésie effervescente, dix grains de craye de fer ou chaux ferrugineuse unie à l'acide crayeux, & vingt-six grains d'eau qui s'est dissipée pendant les différentes exsiccations auxquelles on en a soumis les portions séparées les unes des autres.

§. II. *Sel crystallisé dans l'Eau concentrée exposée à l'air.*

Les soixante-douze grains de sel crystallisé obtenu par l'évaporation spontanée des trente livres d'eau réduites à deux ou trois onces par l'action du feu, avaient, comme nous l'avons déjà dit, la forme de prismes quadrangulaires, terminés par une pyramide également quadrangulaire, dont toutes les faces étaient lisses dans les plus gros crystaux. La saveur de ce sel était fort amère; mis sur un charbon il s'est fondu & ensuite desséché par l'évaporation de son eau de crystallisation, il est resté sans altération à l'air ; il s'eſt diſſous très-facilement dans l'eau, & les réactfis ont démontré dans cette diſſolution, la préſence de l'acide vitriolique & de la magnéſie. C'était donc du vitriol de magnéſie ou du ſel d'epſom très-pur.

§. III. *Sel obtenu par l'évaporation à ſiccité de l'Eau-mère.*

Les trois grains de ſel jaunâtre produit de l'évaporation du reſte de l'eau ſéparée des cryſtaux précédens avaient une ſaveur âcre, chaude & amère ; ils attiraient très-fortement l'humidité de l'air. On ſe rappelle que ſur la fin de l'évaporation il s'était dégagé des vapeurs d'acide muriatique. En diſſolvant ces trois grains de ſel dans l'eau, on en a obtenu un précipité de magnéſie par l'eau de chaux, & des flocons blancs peſans par les diſſolutions nitreuſes de mercure & d'argent : on ſait que ces dernières expériences indiquent la préſence de l'acide muriatique. Ce ſel âcre & déliqueſtent étalt donc du vrai muriate ou ſel marin de magnéſie.

Cette analyſe préſente les réſultats ſuivans. Trente livres d'eau ont donné un gros de vitriol de magnéſie ou ſel d'epſom cryſtalliſé, trois grains de muriate ou ſel marin de magnéſie, trente grains de craye ordinaire, dix grains de craye de magnéſie ou magnéſie effervefcente, & dix grains de craye de fer ou chaux de fer unie à l'acide crayeux ; ce qui fait, à très-peu de choſe près, pour chaque pinte d'eau de Saint-Germain ;

Vitriol de magnéſie. . . . 4 $\frac{2}{3}$ grains.
Muriate de magnéſie. . . . $\frac{1}{5}$ de grains.
Craye ordinaire. . . . . . 2 grains.
Craye de magnéſie. . . . . $\frac{2}{3}$ de grains.
Craye de fer. . . . . $\frac{2}{3}$ de grains.

On doit ajouter à ces principes la quantité d'acide crayeux néceſſaire pour diſſoudre la craye, la magnéſie & le fer dans l'eau de Saint-Germain, puiſqu'il eſt prouvé inconteſtablement par les recherches précédentes, que ce n'eſt qu'à cet acide que ces différentes matières ont pu devoir leur dissolubilité. D'après les expériences des Chymistes modernes, on sait qu'il faut, à peu de chose près, un poids de cet acide égal à celui des terres pour les rendre dissolubles.

Les phénomènes que l'eau de Saint-Germain présente par son exposition à l'air prouvent que c'est le fer qui s'en sépare le premier, que la craye & la magnésie y sont plus adhérentes; sa saveur légèrement piquante, les bulles très-multipliées qu'elle donne dès qu'on la chauffe, indiquent que l'acide crayeux, sans y être aussi abondant que dans les eaux gazeuses proprement dites, y est cependant plus que suffisant pour dissoudre le fer & les substances salino-terreuses.

On peut donc estimer à quatre ou cinq grains pour le poids, & à sept ou huit pouces cubes (1) pour le volume l'acide

---

(1) Le pouce cube d'acide crayeux, pèse $\frac{695}{1000}$.me de grains, ou près de $\frac{7}{10}$.me

crayeux contenu dans une pinte d'Eau de Saint-Germain.

ARTICLE IV.

Comparaiſon de cette Eau avec celles qui ont de la célébrité, & expoſé de ſes propriétés médicinales.

UN des objets les plus utiles de la recherche des Eaux, c'eſt d'en trouver à portée de nous qui ayent des vertus ſemblables à celles qu'on tranſporte de très-loin, ou qu'on eſt obligé d'aller chercher à de grandes diſtances.

L'Eau de Saint-Germain, conſidérée ſous ce point de vue, peut être comparée à celles de Forges, d'Aumale, de Condé, de Scarboroug : elle ſe rapproche même, par ſa ſaveur un peu plus piquante & ſa nature un peu plus acidule que celle de ces dernières, des eaux de Spa & de Pyrmont. La quantité de fer qu'elle contient eſt à-peu-près la même que celle des eaux martiales ſimples que nous avons d'abord citées ; car nous ferons remarquer ici, que les deux tiers de grain de fer par pinte que l'examen du réſidu nous a préſenté dans l'eau de Saint-Germain, peuvent bien aller juſqu'à un grain entier, puiſque nous ne l'avons évaporée que 15 jours après ſon arrivée à Paris, & lorſqu'elle avait commencé à dépoſer une petite partie de ſon fer.

Il eſt rare que les eaux martiales ſimples, & même celles qui ont une ſurabondance d'acide crayeux, comme celles de Pyrmont, de Spa & de Pougues, contiennent plus d'un grain de fer par pinte. La quantité de fer un peu moindre dans celle de Saint-Germain, peut même être conſidérée comme un avantage pour des malades faibles & délicats, puiſqu'il n'eſt pas en notre pouvoir de diminuer, ſans une altération nuiſible, la propriété ferrugineuſe de celles qui en contiennent trop. D'ailleurs l'eau dont nous nous occupons ne contenant que très-peu de

terre

terre calcaire, en comparaiſon de plu-ſieurs autres eaux martiales ſimples (1) & point du tout de ſélénite, tandis que celles-ci en contiennent ſouvent, elle doit être regardée comme une des plus légères qu'on puiſſe employer.

Ajoutons à ces obſervations qu'elle eſt de la claſſe de celles qui ſe conſervent long-temps ſans altération, lorſ-qu'elle eſt à l'abri de l'air & de la chaleur : la fixité de l'acide crayeux & du fer qui y ſont contenus, eſt un avantage qui nous paraît devoir la faire regarder comme une des plus précieuſes en ce genre.

En comparant la nature des principes minéraliſateurs de l'eau de Saint-Germain, à celle des autres eaux avec leſquelles elle a de l'analogie & dont les vertus ſont bien connues, on ne peut

(1) L'Eau de Forges, regardée comme un des meilleures, contient vingt grains de cette terre par pinte, ſelon Marteau.

douter qu'elle doit être miſe au rang des eaux toniques, ſtomachiques, dépurantes, légèrement déterſives, fortifiantes & diurétiques.

Elle convient aux perſonnes qui digèrent lentement, dont l'eſtomac eſt affaibli, & dont les viſcères de la digeſtion ſont chargés de matière glaireuſe. Son uſage peut être utile dans quelques affections hypocondriaques, dans pluſieurs maladies des reins & de la veſſie, dans les convaleſcens que la faibleſſe de l'eſtomac rend ſi ſouvent longues & difficiles. Elle nous paraît ſuſceptible de détruire l'atonie & l'inertie des fibres, qui donnent ſi ſouvent naiſſance aux fleurs blanches. Enfin nous la croyons propre à combattre avec ſuccès certains engorgemens commençans, les douleurs vagues produites par la lenteur & l'épaiſſiſſement des humeurs des premières voies, & quelques maladies de la peau manifeſtement dûes à la même cauſe.

Tout ce que nous venons d'expoſer ſe

trouve en grande partie confirmé par l'expérience des habitans, dont plusieurs ont été guéris par l'usage de cette eau, d'affections semblables à celles que nous avons indiquées. Les renseignemens que nous avons pris auprès des personnes qui en ont fait usage, quelques résultats d'observations de plusieurs gens de l'art, qui nous ont été communiqués, nous apprennent que l'eau de Saint-Germain a produit des effets remarquables dans des douleurs de colique, des maux d'estomac, l'insomnie, les vents, les fleurs blanches, &c. &c. La même expérience des habitans nous annonce que cette eau, prise à une certaine dose, a un effet purgatif, qu'elle pousse par les urines & à la peau; qu'elle rétablit les digestions & le sommeil.

On nous a assuré, comme nous l'avons déjà dit, que tous les Médecins qui ont pratiqué à Saint-Germain, ont été témoins des bons effets de cette eau. Nous croyons donc devoir prier la

SOCIÉTÉ de prendre des informations & des renſeignemens auprès de pluſieurs Médecins, dont la célébrité & les grands talens feront plus capables d'éclairer cet objet, que les faits qu'il nous a été permis de recueillir.

Le propriétaire du terrein dans lequel cette eau eſt ſituée, aſſure que pluſieurs Medecins en ont fait autrefois l'analyſe & reconnu les propriétés; que M. Brunier, Médecin des Enfans de France, en faiſait un cas particulier, & l'avait employée avec beaucoup d'avantage. D'apres les propriétés de cette eau anciennement reconnues, un M. Binet, premier valet-de-chambre de Monſeigneur le Dauphin, Père de Louis Seize, qui a fait clorre le terrain de murs, avait fait conſtruire des bains & acheté quelques maiſons voiſines pour le ſervice de cette eau, qu'il ſe propoſait de mettre en valeur, mais la mort l'a empêché d'exécuter ſon projet.

Nous n'avons pu recueillir que ces

renſeignemens relatifs à l'hiſtorique de l'eau de Saint-Germain, d'après ce que nous a dit le propiétaire actuel de l'enclos, qui, ayant toujours habité cette ville, ſe rappelle d'avoir vu autrefois des mémoires & des projets pour l'adminiſtration de cette eau. Nous ne doutons pas que ces mémoires n'ayent exiſté, mais il nous a été impoſſible d'en acquérir une connaiſſance plus exacte.

L'uſage que beaucoup d'habitans ont fait de cette eau, s'accorde avec ce que nous avons dit de ſa légèreté. Il eſt généralement reconnu qu'elle paſſe facilement & promptement, qu'elle ne pèſe point ſur l'eſtomac, qu'on peut en boire une grande quantité ſans fatigue, qu'elle ne nuit point à la digeſtion & qu'on peut en faire uſage à ſes repas.

Tous ces faits nous autoriſent à conclure qu'il ſerait à deſirer que cette eau fut plus généralement connue, & que la SOCIETE voulut bien prendre cet objet en conſidération.

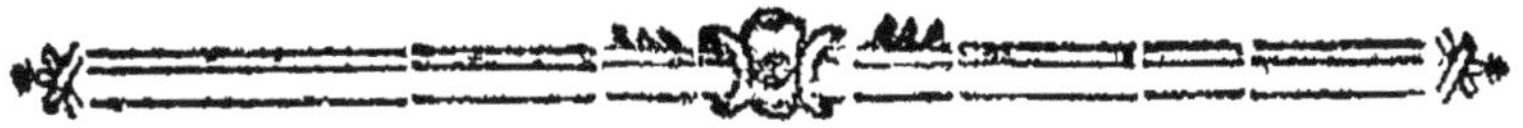

EXTRAIT

Des Regiſtres de la Société Royale de Médecine.

LA SOCIÉTÉ ROYALE nous a chargés de lui rendre compte d'un Mémoire *de M. Chappon*, Docteur en Médecine, ſur la nature & les propriétés de l'Eau de Saint-Germain en-Laye.

Ce Mémoire eſt diviſé en quatre Articles. Dans le premier, M. Chappon examine la ſituation de la ſource & les propriétés phyſiques de l'Eau : il décrit dans le ſecond, les expériences qu'il a faites avec les réactifs ; dans le troiſième, il traite de l'évaporation & de l'examen du réſidu. Enfin, dans le quatrième, il compare cette Eau avec celles de la même nature qui ſont le plus généralement employées, & expoſe ce que la connaiſſance de ſes principes, & l'expérience que plusieurs habitans en ont faite, ont appris sur ses propriétés médicinales.

Cette Source est située hors de la Ville de Saint-Germain, sur un côteau appellé *des Terrasses*, dans un terrein qui se prêterait à tous les établissemens que l'on pourrait desirer pour l'administration de cette Eau : elle jaillit à mi-côte par un filet de trois à quatre lignes, & son eau est aussi-tôt reçue dans un bassin creusé sous une grotte de cailloutages; elle ne tarit jamais & ne paraît éprouver aucune altération dans les plus grandes sécheresses, comme pendant les pluies les plus abondantes.

L'Eau de cette Source est claire limpide, elle a une saveur sensiblemen martiale & légérement acidule; mai sans avoir la stipticité des eaux vitrio liques, ni le piquant des eaux gazeuse pures. Cette saveur aigrelette devien plus sensible, si on la mêle avec du vi Sa température est constamment de di degrés ; exposée à l'air elle ne se trouble qu'au bout de quelques heures ; renfermée dans des bouteilles bien bouchées, elle peut se conserver assez longtems sans altération ; lorsqu'elle commence à se troubler, ce qui arive plus promptement lorsqu'on la chauffe, elle dépose une terre martiale en flocons jaunes qui restent quelque temps suspendus ; ce dépôt est accompagné d'une grande quantité de bulles, ce qui prouve que la précipitation du fer, est dûe au dégagement d'un fluide élastique par la chaleur de l'atmosphère. Les bassins où cette Eau est contenue, & les canaux par lesquels elle coule, sont enduits d'une ochre de fer très-abondante : la terre qui fait le fond des réservoirs est rougeâtre, & prend une couleur noire foncée par la noix de galle.

Les expériences par les réactifs, nécessaires pour connaître la nature chymique de l'Eau de Saint-Germain, ont été faites à la Source même ; leur action combinée a démontré que cette Eau contenait un acide libre qui a agi ſur la teinture de tourneſol, & cet acide à été reconnu pour de l'acide crayeux; de la craye, de la magnéſie & du fer, par le changement en verd de la couleur bleu des violettes; l'exiſtence de la craye a encore été prouvée par l'acide du ſucre, que l'on ſait l'enlever à tous les autres acides; celles de la magnéſie par l'eau de chaux, & les réactifs alkalins qui ont indiqué que cette ſubſtance était contenu e dans l'Eau en plus grande abondance que la craye; l'acide vitriolique a été reconnaiſſable par la précipitation du ſpath peſant, & par celle que le nitre de mercure a occaſionné; la préſence du fer a été bien démontrée par la ſaveur de l'Eau, par l'ochre qui enduit les conduits & baſſin, par le dépôt rougeâtre que forme l'Eau expoſée à l'air ou à la chaleur, & par la couleur que lui donne la noix de galle. Quant à la maniere dont ces divers principes ſont combinés dans l'Eau de Saint-Germain, M. Chappon s'eſt aſſuré, par ſes expériences, que la craye, une partie de la magnéſie, & le fer, ſont diſſous par l'acide crayeux. Que l'acide vitriolique eſt uni avec la magnéſie & non avec la chaux, puiſque les alkalis n'y forment que très-peu de précipité, tandis que l'eau de chaux en occaſionne un très-abondant, ce qui prouve que la chaux dans l'Eau de Saint-Germain, eſt dans l'état de craye ou unie avec l'acide crayeux.

M. Chappon a enſuite eu recours à l'évaporation, pour pouvoir déterminer la qualité de ces principes.

Trente livres d'Eau, déjà un peu troublée par l'expoſition à l'air, ont été miſes à évaporer, au bain marie, dans une grande capſule de verre : avant la véritable ébullition, on a vu ſe dégager une grande quantité de bulles, & en même temps des flocons ; les uns ſe ſont ſéparés & ont troublé la liqueur concentrée jusqu'à deux ou trois onces; on a filtré, pour séparer le premier dépôt, qui, décheffé, a pesé soixante-seize grains. Les trois onces de liqueur mises à évaporer spontanément dans une capsule de verre platte, ont laissé appercevoir, au bout de 15 jours, des crystaux en prismes quadrangulaires, terminés, à une de leurs extremités, par une piramide de même forme; ce sel séparé de la liqueur & desseché, a pesé soixante grains; le reste de la liqueur a donné, après quelques jours d'une seconde évaporation, quelques crystaux plus petits & semblables aux premiers, dont le poids, après la dessication, a été de douze grains; enfin la petite quantité d'eau mere, exposée à l'air, a conservé sa fluidité, sans offrir de nouvelle crystallisation; sa saveur était âcre & amere; évaporée à siccité, il s'en est dégagé sur la fin des vapeurs sensibles d'acide marin; le résidu sec était jaunâtre & pesait trois grains.

M. Chappon a procédé enſuite à l'examen de ces produits. Les ſoixante-ſeize grains qui ſe ſont dépoſés pendant l'évaporation, ont été d'abord leſſivés avec un peu d'eau & expoſés à l'air pour calciner le fer & le rendre moins ſoluble, par l'acide acéteux, qu'il ſe propoſait d'employer après; celui-ci a diſſous les terres avec une vive effervefcence, & n'a point agi ſur l'ochre martiale; la diſſolution aqueuſe a été précipitée par l'eau de chaux & par la potaſſe efferveſcente, & on a retiré trente grains de craie & dix grains de magnéſie efferveſcente. La portion non diſſoute par le vinaigre, a été leſſivée avec quelques onces d'eau diſtillée qui ne lui ont rien enlevé, puiſque l'acide du ſucre & le muriate barotique n'y ont occaſionné aucun précipité; cette portion ne contenait donc point de vitriol calcaire ou de ſélénite. C'était de la craie de fer qui a été enſuite complettement diſſoute par l'acide muriatique

& précipitée en bleu de Prusse, par l'eau de chaux prussienne. Ces soixante-seize grains étaient donc formés de trente grains de craie, de dix grains de magnésie, de dix grains de craie de fer ou de chaux de fer, unie à l'acide crayeux, auxquels il faut ajouter vingt-six grains d'eau qui se sont dissipés pendant l'exsiccation de ces portions séparées les unes des autres.

Le sel obtenu par la première & seconde crystallisation, avait une saveur fort amère; mis sur un charbon ardent, il s'est déssеché & n'a point éprouvé d'altération à l'air; dissous dans l'eau, les réactifs ont démontré de l'acide vitriolique & de la magnésie, & l'ont fait reconnaître pour du vitriol de magnésie ou du sel d'Epsom très-pur: enfin les trois grains de matière retirés de l'évaporation de l'eau-mère à siccité, avaient une couleur jaunâtre, une saveur âcre & amère, étaient très-déliquescents. L'eau de chaux, les dissolutions nitreuſes de mercure & d'argent, ont démontré, l'un la magnéſie, l'autre l'acide muriatique, & l'ont fait reçonnaître pour du ſel marin de magnéſie.

De cette analyſe, il réſulte que trente livres d'Eau de Saint-Germain contiennent un gros de vitriol de magnéſie ou de ſel d'Epſom, trois grains de ſel marin de magnéſie, trente grains de craie ordinaire, & dix grains de fer uni à l'acide crayeux, ce qui donne pour chaque pinte :

Vitriol de magnéſie. . . 4 $\frac{2}{3}$ grains.
Sel marin de magnéſie. . $\frac{1}{3}$ de grains.
Craie ordinaire. . . . . . . 2 grains.
Craie de magnéſie. . . . . $\frac{2}{3}$ de grains.
Craie de fer. . . . . $\frac{2}{3}$ de grains.

& d'acide crayeux, que l'on doit eſtimer, ſuivant les travaux des Chymiſtes, à quatre ou cinq grains pour le poids, & à ſept ou huit pouces pour le volume.

M. Chappon ſe croit fondé, d'après ces recherches, à comparer l'Eau de Saint-Germain à celles de Forges, d'Aumale, de Condé; elle ſe rapproche même plus que ces dernieres, par ſa ſaveur plus piquante, des Eaux de Spa & de Pirmont : un autre avantage qu'elle a ſur pluſieurs Eaux martiales ſimples, c'eſt de ne contenir que très-peu de craie & point dutout de ſélénite, & de pouvoir ſe conſerver long-temps à l'abri de l'air & de la chaleur. Il penſe qu'elle peut être miſe au nombre des Eaux toniques, ſtomachiques, légérement déterſives, fortifiantes & diurétiques; & l'expérience des perſonnes qui en ont fait uſage, apprend qu'elle produit de bons effets dans les douleurs de colique, les maux d'eſtomac, les vents, les fleurs blanches, les maladies de la peau, &c.; que priſe à une aſſez forte doſe, elle a un effet purgatif, qu'elle pouſſe à la peau, qu'elle rétablit les digeſtions & le ſommeil : de plus il eſt reconnu que cette Eau eſt très-legère, qu'elle paſſe facilement ſans fatiguer l'eſtomac, & qu'on peut en boire à ſes repas.

Tel eſt le précis du Mémoire de M. Chappon, qui eſt écrit avec méthode. Il aurait été néceſſaire de le tranſcrire en entier, ſi nous euſſions voulu donner le détail des expériences très-bien faites qui lui ont fourni les réſultats que nous venons de préſenter. Nous avons penſé qu'il ſuffiſait, pour motiver notre avis, d'expoſer ce que les recherches de ce Médecin lui ont fait connaître ſur la ſituation de la Source, ſur les propriétés phyſiques, ſur la nature chymique, & ſur les vertus médicinales de l'Eau de Saint-Germain. Nous penſons donc que cette Eau martiale gazeuſe ou acidule, ſaline, ne contenant point du tout de ſélénite, peut-être miſe au nombre de celles que l'on employe avec confiance dans tous les cas où les eaux martiales ſont indiquées, & qu'il eſt à

deſirer

desirer qu'elle soit plus généralement connue & employée.

Au Louvre le 23 Janvier 1787.

Signés. POULLETIER DE LA SALLE, & DE LA PORTE.

Je certifie la présente Copie conforme à l'Original contenu dans les Registres de la Société royale de Médecine, qui a adopté les conclusions de ce rapport.

VICQ D'AZYR,
Secrétaire-perpétuel, &c.

EXTRAIT

Des Registres de la Société Royale de Médecine.

LA SOCIÉTÉ ayant été autorisée à taxer les Eaux de Saint-Germain-en-Laye, les a, d'après le rapport que lui en a fait le Comité, fixées de la manière suivante: Premièrement, SAVOIR, pour la boisson du malade à la Source, cinq sols par jour.

Secondement, pour la pinte d'Eau que les particuliers voudront faire prendre à la Source pour être transportée ailleurs, quatre sols, sans flacon & non compris le bouchon. Prises chez les Régisseurs & les Distributeurs d'Eaux minérales dans Paris, six sols la pinte renfermée dans des bouteilles de grès de deux pintes & de quatre pintes cachetées.

On en délivrera *gratis*, aux pauvres qui se présenteront sur les lieux pour en faire usage.

Tous les faits articulés dans ce Mémoire, extraits dans le rapport de MM. les Commissaires de la Société Royale de Médecine, nous autorisent à conclure, qu'il serait à desirer que cette Eau minérale fut aussi avantageusement connue à Paris, & même dans d'autres Provinces, où on pourrait la transporter sans qu'elle perdit rien de ses propriétés, qu'elle l'est à Saint-Germain, où déjà elle a été très-utile à l'humanité souffrante, ainsi que nous l'avons démontré.

Cette Source, à peine découverte, portait cependant déjà des marques de la reconnaissance d'un malade.

Nous avons trouvé, dans l'intérieu de la Grotte, les quatre vers ſuivans, qu'on nous a dit avoir été faits par u Officier Irlandais qui ſavait à peine parler notre langue.

Le Poëte reconnaiſſant, s'exprime ainſi.

Qui buvait du lethé perdait le ſouvenir
Du bonheur comme de la peine.
Plus heureuſe, cette Fontaine
Fait oublier la peine & rappelle au plaiſir.

Ceux qui deſireront faire uſage de cette Eau minérale, pourront s'adreſſer, ou à Paris au Bureau des Eaux minérales, rue Plâtriere, ou à M. DIGUET, M.e Apothicaire, à la Croix-rouge.

Ou à Saint-Germain, à M. VARLET, demeurant rue des Coches.

www.ingramcontent.com/pod-product-compliance
Ingram Content Group UK Ltd.
Pitfield, Milton Keynes, MK11 3LW, UK
UKHW020402220726
13923UKWH00004B/1700